# APERÇU HISTORIQUE

SUR

# LA PHARMACIE,



PAR

JULES BROUSSE,

PHARMACIEN DE PREMIÈRE CLASSE DE L'ECOLE SUPÉRIEURE
DE PHARMACIE DE PARIS.

PARIS,

IMPRIMÉ PAR E. THUNOT ET C^E,

26, RUE RACINE, PRÈS DE L'ODÉON.

1862

## APERÇU HISTORIQUE

# SUR LA PHARMACIE.

Quoique les diverses conditions humaines semblent au premier coup d'œil très-inégalement partagées au point de vue de la considération, des honneurs ou des richesses, chaque état a cependant ses plaisirs et ses avantages, comme ses ennuis et ses peines, qui peuvent à peu de chose près se compenser. Mais, pour l'homme sage, l'ingénieux et habile artisan est bien supérieur, dans sa pauvreté même, à ces puissants de la terre, qui n'ont d'autre mérite que celui qu'ils puisent dans une orgueilleuse opulence dont ils abusent pour s'imposer au monde et qui les fait croupir dans une honteuse nullité. Elles tombent bientôt couvertes de mépris, ces grandeurs qui ne sont point assises sur la base de l'estime et du mérite, tandis que ces arts utiles, que Virgile appelait muets et sans gloire, en traversant les siècles, ont trouvé des héros et des rois qui se sont fait honneur de les exercer.

Si la véritable gloire consiste à faire du bien aux hommes, à diminuer leurs souffrances, à augmenter leur bien-être, est-il une profession qui mérite plus de considération et d'estime que celle qui, en fournissant des remèdes à nos maux, nous rend la santé, le plus grand de tous les biens? Je ne parlerai pas des immenses services que la pharmacie, aidée de la chimie, a rendus à la civilisation; je craindrais d'exciter la jalousie de quelques ignorants, qui ne voient dans cette science qu'une profession industrielle, incapables qu'ils sont de comprendre les opérations de laboratoire qui nous dévoilent les merveilleux secrets de la nature, les lois par lesquelles est régie notre fragile existence et les causes par lesquelles elle est conservée ou détruite.

La pharmacie est la science qui a pour objet l'étude et la connaissance de toutes les substances minérales, de tous les végétaux ou animaux qui peuvent servir à la guérison des maladies. La physique, la chimie et l'histoire naturelle s'occupent aussi des mêmes corps, mais en les envisageant sous des points de vue différents. La physique étudie les propriétés générales de la matière, telles que l'étendue, l'impénétrabilité, la densité, l'électricité, la conductibilité, etc., etc. La chimie s'occupe spécialement de l'action que les molécules des corps exercent les unes sur les autres quand elles se trouvent en contact, et elle examine les produits qui résultent de leurs combinaisons. L'histoire naturelle observe les formes extérieures des corps, leur organisation intérieure, leur mode de formation et d'accroissement, en un mot, tous les signes qui peuvent servir à caractériser les corps et à les distinguer les uns des autres. La pharmacie, au contraire, apprend à connaître les propriétés organoleptiques des corps, elle recherche dans les trois règnes de la nature les substances utiles à l'homme, pour les dégager de tout ce qui peut modifier leur action, pour les associer entre elles, de manière à augmenter ou à diminuer leur efficacité, pour pouvoir les conserver longtemps en bon état, pour en rendre l'emploi plus facile et moins désagréable aux malades. Cette science se trouve étroitement liée aux trois autres : en effet, c'est à l'histoire naturelle qu'elle emprunte la connaissance des matières qu'elle emploie, à la physique les moyens et les procédés de conservation, et c'est la chimie qui lui apprend à modifier les matières premières pour les amener à l'état de médicaments et qui préside aux différentes combinaisons qui font la base d'un grand nombre de préparations pharmaceutiques.

Si nous voulons rechercher l'origine de l'art pharmaceutique, il nous faut remonter, comme pour la médecine, jusqu'au premier âge du monde, car le premier homme qui fut malade ou blessé dut être à la fois son médecin et son pharmacien. Il en fut longtemps ainsi, et les auteurs anciens nous disent que, chez les peuples de l'Orient, tous les hommes étaient médecins. Les Égyptiens paraissent être les premiers qui aient su préparer quelques remèdes ; les ouvrages attribués à Hermès trismégiste nous apprennent qu'il connaissait l'extraction de l'huile et de l'opium, et ses disciples connurent le sucre, la litharge, l'oxyde de fer, l'alun, le nitre et le sel ammoniac. Le degré de perfectionnement que l'art des embaumements avait acquis chez ce peuple, nous montre qu'il connaissait très-bien les propriétés des résines. Mais comme la science, loin d'être générale, se trouvait au contraire concentrée dans un très-petit nombre d'intelligences, et que les prêtres seuls avaient le droit de l'exercer, si la pharmacie et la médecine y firent des progrès, ils furent tenus si secrets et enveloppés de tant de mystères qu'il n'en est resté aucune trace.

Cet art passa ensuite en Grèce, où Apollon et Esculape en étaient les dieux ; Hippocrate préparait les médicaments qu'il prescrivait et les apportait avec lui dans ses voyages ; Achille et Machaon, ces héros de la Grèce, s'honoraient de savoir panser les blessures et d'y appliquer des herbes salutaires ; Aristote, le plus grand génie philosophique de l'antiquité, avait exercé l'art pharmaceutique dans sa jeunesse, et Théophraste, son disciple, peut être regardé comme le père de la botanique. Le premier qui ait écrit sur la pharmacie est le Grec Hérophile, qui vivait 570 ans avant Jésus-Christ ; il a essayé de classer les médicaments et a enseigné quelques combinaisons, et plus tard la triste célébrité que Médée et Circé avaient acquise dans la connaissance des poisons, fit rechercher un antidote pour combattre les effets de leurs philtres ; c'est dans ce but que Mithridate avait inventé le fameux électuaire qui porte son nom.

Chez les Romains, la pharmacie resta aussi longtemps bornée que la médecine ; le chou fut pendant six siècles le seul remède en usage, et ce ne fut qu'après la conquête de l'Asie que leur ignorance commença à se dissiper. Alors ils connurent les parfums et leurs usages, et Pompée, vainqueur de Mithridate, rapporta à Rome les livres de recettes que ce prince avait réunis. Au premier siècle de notre ère, le roi Agrippa inventa un onguent, et Damocrate la thériaque, que perfectionna plus tard Andromaque, médecin de Néron ; puis vint Nicandre, poëte et médecin grec, qui écrivit entre autres ouvrages deux poëmes, *les Thériaques* et *les Alexipharmaques*, qui sont une description des serpents et des poisons connus alors, ainsi que les antidotes employés pour combattre leurs effets. Si l'on retranche des formules compliquées que l'on trouve dans cet auteur, les substances inertes que la superstition y avait introduites, on voit que les antidotes généraux de cette époque étaient les toniques, les sudorifiques et les plantes aromatiques et balsamiques. Au IIe siècle vécut Claude Galien, médecin de Marc-Aurèle, qui définit la pharmacie dans ses ouvrages, et donna des formules précises qui ont servi de base à la pharmacie galénique. Il avait fondé, nous dit-il, une pharmacie sur la voie sacrée : c'est la première officine qui ait été ouverte pour la vente des médicaments.

Telle fut la première période de l'art pharmaceutique ; on peut observer dans quelles épaisses ténèbres se trouvaient les connaissance exactes, par les écrits de Dioscoride, de Pline le Naturaliste, de Nicandre et plus tard, au premier siècle de l'ère chrétienne, par ceux d'Aétius et de Paul d'Égyne. Dans l'horrible confusion de l'histoire naturelle privée de méthode, dans l'absence de toute chimie, quel chaos monstrueux de drogues entassées, comme il en reste des exemples dans les grands électuaires, tels que la thériaque ou le mithridate! Comment comprendre ce qui se passe dans le sein de ces mélanges en fermentation, formés sans règle et sans principes? S'ils ont conservé leur vieille renommée, c'est parce que l'usage en avait fait longuement apprécier les propriétés médicales. On s'imaginait alors, qu'en mettant dans un électuaire un peu de tout, il guérirait aussi de tout, comme si tant de propriétés contraires, en réagissant entre elles, ne neutralisaient pas aussi mutuellement leurs effets.

La deuxième période commence au VIIIe siècle; c'est à cette époque que l'on voit apparaître les premiers rayons de la chimie: l'Africain Géber enseigna, dit-on, l'art de distiller, et nos termes *alambic*, *alcool*, *alcali*, *julep* et *sirop* sont d'origine arabe. Ces connaissances furent transportées en Europe, lors de l'invasion de ces peuples qui, sortis des régions favorisées de l'Orient où un ardent soleil fait éclore tant de parfums, de médicaments et de poisons, introduisirent en Occident ces productions d'une terre fertile; les croisades en multiplièrent l'usage dans toute l'Europe.

Toutefois, la pharmacie conserva longtemps encore son caractère galénique, c'est-à-dire qu'elle resta formée de préparations composées à la manière de Galien. Les connaissances chimiques des anciens Égyptiens avaient péri avec le mystérieux sacerdoce qui en conservait le dépôt, et les nouvelles connaissances acquises n'avaient pas encore assez de force et de méthode pour renverser d'antiques erreurs que plusieurs siècles avaient accréditées.

Vers le IXe siècle parurent Jean Mesué, que l'on nomme l'évangéliste des pharmaciens, et Jean Serapion, le meilleur pharmacologiste de ces temps, qui donnèrent à la pharmacie la forme qui lui convenait; car alors seulement, elle commençait à se séparer de la médecine. Rhasis et Avicenne, aux Xe et XIe siècles, firent connaître beaucoup de médicaments et d'*aromats* qu'ils apportèrent de l'Inde et de la Perse; plusieurs kalifes Abassides et Fatimites firent traduire les meilleurs ouvrages de pharmacie et de médecine et introduisirent en Europe l'usage des remèdes employés en Orient (1).

Jusqu'au XIIe siècle, les trois branches de l'art de guérir restèrent toujours confondues : il y avait, selon l'expression de l'époque, des médecins officinaux, qui s'occupaient à la fois de médecine, de chirurgie et de pharmacie. Avec un tel état de choses, tout progrès était impossible, car on comprend facilement qu'un homme obligé de s'occuper de tout ce qui concerne l'art de guérir ne puisse en perfectionner aucune partie, puisque en toute chose la perfection ne peut résulter que de la division du travail et de l'application de l'esprit à un seul objet.

Pendant tout le moyen âge, les sciences médicales languissent étouffées sous le poids de l'ignorance universelle; c'est en vain que Charlemagne essaye de tirer l'intelligence de la léthargie dans laquelle elle est

(1) C'est de cette époque que date la célébrité des Écoles de Montpellier et de Salerne.

plongée, en réunissant les savants autour de lui, en fondant des écoles et en érigeant une université à Paris; ses efforts sont impuissants, et après lui tout retombe dans une nuit profonde. Saladin d'Ascoli, qui vivait en 1450, est le seul auteur qui nous donne une idée exacte des connaissances de cette époque; il nous apprend que les seuls livres qui servaient de guide aux apothicaires, étaient le *Traité des médicaments simples* de Jean Sérapion, le *Formulaire* de Jean Mésué, de Damas, les œuvres de Rhasis et d'Avicenne, et le *Liber servatoris* d'un auteur arabe, qui renferme plusieurs formules de médicaments chimiques, avec la description et l'usage de quelques plantes.

Il faut remarquer cependant qu'au milieu de ces siècles de barbarie, les sciences médicales sont les seules qui se soient maintenues et qui même aient fait quelques progrès; car quel que soit l'abrutissement dans lequel on puisse être plongé, l'amour de la vie est le dernier sentiment qui abandonne l'homme, même le plus sauvage. Elles seraient sans doute restées stationnaires comme chez les Chinois, qui se servent encore des formules que leur a laissées Ching-Noug, un de leurs empereurs, qui vivait 2,400 ans avant Jésus-Christ, ou bien elles auraient voyagé, sans jamais en sortir, dans un certain cercle de préparations galéniques, si l'alchimie n'était venue les pousser dans une voie nouvelle.

Un grand nombre de moines exerçaient alors la médecine et préparaient des médicaments, d'après les formules des manuscrits qu'ils copiaient ou qu'ils transcrivaient; ce sont eux aussi qui ont allumé les premiers fourneaux de l'alchimie, et ils n'ont pas tardé à avoir une foule d'imitateurs. Il n'est point d'absurdités qui n'aient été dites par ces hommes qu'aveuglait l'ambition ou l'orgueil; beaucoup ont dépensé leur vie et leur fortune à la réalisation de leur rêve, et tous sont morts, sans avoir atteint le but qu'ils s'étaient proposé, sans avoir découvert la pierre philosophale. Quoique les alchimistes n'aient jamais pu opérer la transmutation des métaux, leurs travaux et leurs recherches ne sont point restés sans résultat, et il est sorti de leurs fourneanx, une foule de réactions et de corps nouveaux qui, quelques années plus tard, ont servi de point de départ à la chimie moderne. D'importantes découvertes datent de cette époque : la poudre à canon, attribuée à Roger Bacon ou à Berthold Schwartz, change en peu de temps la face du monde et assure à l'Europe une supériorité de plusieurs siècles, sur les autres nations du globe. C'est alors aussi qu'Arnaud de Villeneuve fit l'eau-de-vie, Raynaud Lulle l'eau-forte, et que le phosphore et l'acide sulfurique furent découverts.

Parvenues au XVe siècle, les sciences avaient grandi, mais se trouvaient encore dans l'enfance, lorsque plusieurs circonstances vinrent à la fois contribuer à leurs progrès. La prise de Constantinople par les Ottomans rejeta en Europe les derniers débris de la science des Grecs, et l'invention de l'imprimerie étendit et généralisa les connaissances, en mettant à la portée de tout le monde les monuments de l'intelligence, conservés dans quelques rares manuscrits. L'événement qui eut le plus d'influence sur les progrès de l'art pharmaceutique, fut la découverte de l'Amérique, pays fertile, dont les navigateurs nous ont apporté à leur retour des milliers de plantes et d'animaux presque tous utiles à l'homme. Mais il semble que la source du bien et du mal sont tellement inséparables, que l'on ne peut puiser dans l'une sans puiser dans l'autre en même temps ; et tandis que la thérapeutique s'enrichit de remèdes nouveaux, nous recevons aussi de nouvelles maladies, inconnues dans nos climats.

Malgré les découvertes de l'alchimie, aux XVIe et XVIIe siècles, les sciences pharmaceutiques restèrent longtemps accablées par les antiques préjugés; on continuait à se servir de ces mélanges hasardés, dans lesquels on entassait drogues sur drogues, en prenant pour guide la règle des adjuvants et des correctifs, et les progrès que nous avons à signaler sont encore bien peu de chose. En 1503, Jean de Vigo, médecin du pape Jules II, fit entrer le mercure dans plusieurs préparations qu'il appliqua au traitement de la maladie vénérienne; il composa l'emplâtre mercuriel qui, avec quelques modifications, est devenu notre emplâtre de Vigo *cum mercurio.* Jean Fernel (1520) donna la formule d'un sirop de guimauve et corrigea l'électuaire diaphœnix de Mésué. Quelques années plus tard, Jérôme Fracastor, de Vérone, inventa l'électuaire diascordium, et Paracelse, célèbre médecin à Leipsick, vint hâter la chute du galénisme en remplaçant toutes les anciennes préparations par des combinaisons chimiques.

Les sciences se débattaient encore contre l'opposition des préjugés antiques, les découvertes devenaient autant d'arcanes dont chacun se réservait la propriété lucrative, et cependant la chimie grandissait de jour en jour. Van-Helmont découvrait plusieurs gaz, Corneille Drebbel inventait le thermomètre, Jean Rey faisait entrevoir l'action de l'air dans l'oxydation des métaux, Sylvius d'Auricus étudiait la fermentation, Kunckel faisait du phosphore, Dippel du bleu de Prusse, et Mynsicht de l'émétique, qui fut tour à tour introduit et chassé de la matière médicale.

On peut mettre à la tête de ceux qui écrivirent sur la pharmacie, Jacques Sylvius d'Amiens, médecin de la Faculté de Paris; son ouvrage, qui parut en 1561, sous le titre de *Jacobi Sylvii methodus medicamenta componendi*, fut vraisemblablement bien accueilli, puisqu'il eut douze éditions dont la dernière, de 1630, servait encore de guide aux apothicaires lorsque parut le premier *Codex parisiensis;* il est rempli de bonnes observations et d'explications intelligentes et a été très-utile à Baumé pour son *Traité de pharmacie* (1). Il faut citer aussi Starkey, qui étudia l'action des alcalis sur les huiles volatiles et inventa le savon de térébenthine; Quercetan, médecin de Henri IV, qui publia la *Pharmacia dogmaticorum restituta*, imprimée à Leipsick (1615-1623), et Eustache Rudius de Bellune, célèbre professeur de médecine, inventeur des pilules purgatives qui portent son nom. En 1515, Nicolas Prevot, de Tours, publia des éléments de pharmacopée générale, et la même année

(1) Cet ouvrage a été traduit en français par André Caille, docteur en médecine à Lyon, en 1574.

vit paraître la deuxième édition du *Dispensarium medicamentorum* de Jean Renou, médecin et conseiller du roi à Paris. Cet ouvrage, remarquable par l'exactitude des définitions et la simplicité des préceptes, est divisé en quatorze livres : les cinq premiers, sous le titre d'*Institutions pharmaceutiques*, traitent des devoirs du pharmacien, des préparations préliminaires que les substances doivent éprouver, des opérations en général ; dans les trois suivants, l'auteur décrit les substances qui forment la matière médicale, et dans les six derniers, il donne la composition des médicaments, leur préparation et la manière de les conserver. De 1618 à 1636 parurent plusieurs pharmacopées étrangères, et entre autres celles de Londres et d'Amsterdam, et en 1621, Raymond Mindérer publia un *Traité de médecine militaire* qui contenait la préparation de l'esprit volatil de corne de cerf qui porte son nom.

Le nombre de formulaires qui avaient paru jusqu'alors était presque illimité; les alchimistes et les médecins, en publiant les observations qui leur étaient propres, ne s'étaient pas contentés de parler des réactions ou des corps qu'ils avaient découverts, mais chacun avait modifié à son gré la formule des médicaments déjà connus; de sorte que chaque pharmacien ayant adopté un formulaire, il arrivait qu'un même remède, préparé dans deux officines, se trouvait tellement différent qu'il n'y avait entre les deux préparations que le nom qui leur fût commun. Le désordre était si grand, que de toutes parts on sentit la nécessité de régulariser la préparation des médicaments et de débarrasser la pharmacie des recettes absurdes qui l'encombraient, afin que la médecine pût compter sur des remèdes uniformes et efficaces.

Dès l'an 1484, Charles VIII avait établi la pharmacie en communauté distincte et l'avait séparée des autres branches de l'art médical ; en 1543, la *Pharmacie* de Valérius Cordus, qui avait paru en 1535, fut réimprimée par ordre du sénat de Nuremberg, pour servir de guide aux apothicaires; c'est le premier ouvrage de ce genre qui ait été revêtu du sceau de l'autorité et auquel les pharmaciens aient été légalement tenus de se conformer. En 1590, un arrêté du parlement de Paris ordonnait à la Faculté de médecine de se réunir, pour élire douze docteurs chargés de rédiger un écrit contenant les simples et les composés que les apothicaires devraient avoir dans leur boutique. Sept ans plus tard, cet arrêté n'ayant point reçu d'exécution, le parlement de Paris, averti par le procureur du roi, nomma douze médecins et leur enjoignit l'ordre de rédiger le dispensaire; l'année suivante, nouvelle injonction, avec ordre d'*en certifier la cour* dans les trois mois; il était en même temps enjoint au prévôt de Paris de tenir la main à l'exécution de ces arrêts. En dépit de l'autorité, le premier *Codex parisiensis* ne parut qu'en 1636 à la suite de nouveaux ordres donnés par le roi Louis XIII, et pendant plus d'un siècle, il ne s'appliqua qu'aux pharmaciens de Paris, qui seuls étaient obligés de s'y conformer. Ce travail fut imité, non-seulement par plusieurs villes de France, mais encore dans toute l'Europe, et l'on voit successivement paraître les pharmacopées de Londres, de Vienne, de Berlin, d'Édimbourg, de Wurtemberg, de Ratisbonne, de Nuremberg, de Prague et une foule d'autres plus ou moins recommandables. Plusieurs d'entre elles ne portaient point toutefois l'empreinte des connaissances de l'époque, et le midi de l'Europe s'est montré moins avancé dans ce progrès général de l'art; Paris et Londres ont conservé leur supériorité jusqu'aux temps modernes. C'est aussi de cette époque (de 1650 à 1760), que datent d'importants travaux, qui tous ont eu pour effet d'éclairer l'art pharmaceutique; ainsi en 1651 Jean-Rodolphe Glauber publie dans ses *Recherches alchimiques*, la préparation du sulfate de soude, qui fut appelé sel admirable, à cause de sa belle cristallisation et qui porte encore de nos jours le nom de son inventeur; en 1656, Michel de Sceau, garde-juré de l'apothicairerie de Paris, est le premier qui ait écrit sur son art, puis Louis Penicher et en 1597 Nicolas Lemery, qui avait acquis une brillante réputation par la publication de son *Cours de chimie*, publia sa *Pharmacopée universelle* et son *Dictionnaire universel des drogues simples*. L'Angleterre ne resta pas en arrière: Sydenham, Fuller et Willam Lewis, à Londres, ont puissamment contribué aux progrès de la pharmacie.

Avant de pénétrer dans les temps modernes, représentons-nous un peu l'indigence de nos ancêtres; alors on ne connaissait ni l'emploi habituel du sucre, ni l'utilité de la pomme de terre, ni l'usage du thé, du café, du cacao, de la vanille, du tabac, etc., etc.; les teinturiers n'avaient ni l'indigo, ni la cochenille, ni la plupart des couleurs végétales; le quinquina, l'ipécacuanha, la salsepareille et une foule de remèdes héroïques n'avaient point encore pris place dans la matière médicale. Toutes ces découvertes datent du commencement de notre siècle, et nous pourrions citer une foule d'hommes qui ont immortalisé leur nom par leurs ingénieuses recherches. Ainsi, à l'époque où les deux Bauhin honoraient la Suisse, Hans Sloane, président de la Société royale de Londres, et Séba fondaient un cabinet d'histoire naturelle à Amsterdam, et Tournefort et Vaillant enrichissaient la France par leurs immenses travaux sur l'histoire naturelle. L'Europe n'a-t-elle pas vu sa population s'accroître avec surabondance par la découverte des plantes alimentaires du Nouveau-Monde? Le maïs, la patate, la pomme de terre et mille autres productions propagées par des pharmacologistes ou des naturalistes, nourrissent aujourd'hui près de la moitié de la France.

Mais l'augmentation de la population et le changement apporté dans l'alimentation devaient nécessairement engendrer de nouvelles maladies qui nécessitaient de nouveaux remèdes; et comme la nature prévoyante en toute chose a toujours placé le remède à côté du mal, pendant que nous devenons sujets à d'autres infirmités nous recevons aussi des spécifiques pour les combattre. C'est alors qu'on introduisit en Europe les parfums exquis de l'Inde, l'ambre, le musc, les résines balsamiques de l'Asie, les épices que mûrit le soleil des tropiques, le santal, le sagou, le salep, l'ananas, les baumes de Tolu et du Pérou, toutes choses qui sont aujourd'hui de la plus grande utilité. On voyait les savants s'enfoncer de toutes parts dans des solitudes sauvages, mais riches d'une nature inculte, et rapporter de leurs lointaines excursions d'innombrables curiosités utiles.

L'invention des méthodes en histoire naturelle, cet apanage du XVIII^e^ siècle, accéléra surtout les progrès de la pharmacie, à cette époque de la vie des sciences, où l'esprit humain, déjà nourri de l'expérience des travaux précédents, atteignit pour ainsi dire toute la vigueur qu'il pouvait avoir ; car telle est l'importance d'une méthode que, distribuant l'immensité des objets dans la mémoire la plus ingrate, elle fait, au moyen de quelques signes généraux, retrouver chaque chose dans sa classe ; elle éloigne les objets différents ; les analogues rapprochés par une heureuse harmonie offrent des comparaisons fécondes d'où jaillissent des vérités nouvelles et inaperçues. Avant que Tournefort eût fondé des genres de plantes et ébauché des classes naturelles, on comprenait à peine les rapports des végétaux entre eux ; mais lorsque Linné, dans ses fragments d'une méthode naturelle, puis Adanson et Bernard de Jussieu eurent élaboré successivement leurs familles végétales, la pharmacologie s'aperçut bientôt que les espèces d'un même genre et les genres d'un même ordre jouissaient, à quelques modifications près, de propriétés en quelque sorte fraternelles, surtout dans les parties similaires de chaque végétal ; et quelques années plus tard, lorsque Antoine Laurent de Jussieu confiait à la postérité et au monde savant ses familles des plantes (dans ses *Genera plantarum*), Murray traçait les vraies bases de la matière médicale en suivant l'ordre constant des analogies.

Si l'on a pu contester au XVIII^e^ siècle ses droits à la prééminence littéraire, on ne peut mettre en doute sa haute supériorité dans toutes les sciences, en cet âge qui a vu mourir les Newton, les Leibnitz, et naître les Linné, les Haller, les Buffon avec ce cortége de savants illustres destinés à sonder les ténébreux abîmes dont la nature nous enveloppe de toutes parts. Oui, notre espèce, pendant cette période, s'est élancée, par les triomphes de ces génies, par delà même les barrières que l'esprit humain n'avait jamais tenté de franchir; toutes les sciences y sont venues recueillir, comme dans un nouveau monde intellectuel, des trésors inespérés; les connaissances naturelles, physiques ou chimiques en ont obtenu surtout un accroissement prodigieux. Les études journalières du pharmacien l'incorporent pour ainsi dire avec celles-ci par un perpétuel contact; les productions les plus rares de la nature, les agents les plus redoutables sont confiés à ses mains, il en a toute la responsabilité; mais quel plaisir on éprouve par le spectacle de ces merveilles, et combien d'industrieux pharmaciens recueillent de jouissances dans les investigations savantes de leurs laboratoires lorsqu'il jaillit de leurs vaisseaux un phénomène inconnu qui les dédommage de longs sacrifices et leur fait oublier des années de travail passées sans résultat!

Mais si les découvertes en histoire naturelle contribuèrent au développement de l'art pharmaceutique, les progrès de la chimie eurent un effet bien plus prompt et bien plus sensible. Vers la fin du XVII^e^ siècle, les alchimistes, désespérés dans leurs recherches, commençaient à abandonner leurs fourneaux, lorsque parut l'illustre Stahl, qui, en réunissant les découvertes faites jusqu'à lui et en les débarrassant du merveilleux qui les entourait, posa les premières bases de la chimie moderne. En soumettant les corps combustibles à sa fameuse théorie du *phlogistique*, il régularisa et simplifia la marche des expériences et aplanit une foule de difficultés qui jusque-là avaient paru insurmontables. Après lui les expériences de Boerhaave et de Robert Boyle jetèrent quelque lumière sur la nouvelle science, pendant que Frédéric Hoffmann enseignait à préparer les liqueurs éthérées et tentait l'analyse des eaux minérales. Lors même que les sciences chimiques n'étaient guère perfectionnées, nous pourrions déjà citer une foule d'hommes, tels que Homberg, Geoffroy, Hellot, Malouin, Cartheuser, Shaw, Quincy, Lewis, etc., qui s'illustrèrent par leurs belles découvertes.

Les progrès toujours croissants de la pharmacie et les heureux effets que l'on obtenait de l'emploi des nouveaux médicaments chimiques jetèrent de plus en plus le discrédit sur les vieilles préparations galéniques, si bien que de toutes parts le besoin se fit sentir de débarrasser les officines d'une foule de compositions *hétérogènes* qui, oubliées dans la pratique, figuraient encore dans les formulaires et les codex.

On doit fixer vers la seconde moitié du XVIIIe siècle l'époque de cet essor qui a si rapidement élevé notre art au niveau des autres branches de la médecine, et c'est encore la France qui a eu la gloire de donner la première impulsion. Qui de nous n'a pas présents à la mémoire les glorieux titres de Baumé (1), des deux Rouelle, de Macquer, de Bucquet, de Bayen, de Cadet, de Bertrand Pelletier, de Darcet père, de Venel, de Spielmann et plusieurs autres, qui portèrent le flambeau dans le gothique édifice du galénisme ? Quoique trop fidèle à ses vieilles admirations pour la théorie du phlogistique, Baumé n'en sera pas moins estimé toujours comme l'un des plus exacts réformateurs de la pharmacie. Expérimentateur industrieux et plein de sagacité, il a fait disparaître de la matière médicale ces hideuses formules dont l'ancienne médecine faisait usage ; mais alors on tomba dans l'excès contraire, car il est rare que, lancé dans une voie, on sache s'arrêter à temps.

Bien des fois on s'était plaint, sans oser y toucher, des préparations galéniques, dont la formule encombrée de drogues semblait surcharger l'art plutôt qu'être utile à l'humanité ; mais comme il est plus facile de retrancher tout à fait une composition que de lui faire subir un changement, on crut que, pour perfectionner la science, il suffirait de faire disparaître toutes les formules d'électuaires, emplâtres, onguents ou confections qui n'étaient pas soumises aux lois de la chimie. Je dis qu'il est plus facile de détruire tout à fait que de changer quelque chose dans la composition d'un médicament ; en effet, si l'on supprime quelque drogue à la thériaque (2), non-seulement on détruira la con-

(1) Antoine Baumé, né à Senlis en 1728, publia en 1762 ses *Éléments de pharmacie théorique et pratique* qui eurent huit éditions ; il était membre de l'Académie et de l'Institut. Il est mort à Paris, le 13 octobre 1804, âgé de soixante-dix-sept ans.

(2) Il y a quelques années, un marchand de drogues de Paris avait supprimé le persel de fer dans la poudre thériacale ; c'était, disait-il, pour

fiance que cet électuaire avait acquise par les services qu'il avait rendus, mais encore les autres ingrédients s'y trouveront en proportion relativement plus considérable et plus voisins, et agiront différemment sur l'économie. Telle substance que l'on supprime comme inerte, et qui l'est en effet par elle-même, peut servir à tempérer des médicaments trop actifs, à les diviser en s'interposant entre leurs molécules ; elle peut aussi favoriser ou détruire par sa seule présence des combinaisons où il se développe un principe actif. C'est pour cette raison qu'on ne doit, je crois, rien changer à un mélange, aussi absurde qu'il puisse paraître, si on l'a reconnu utile et efficace.

Vers la fin du XVIIIe siècle, la chimie avait grandi, au sein même des troubles et de l'agitation de l'époque. Lavoisier, Berthollet, Fourcroy, Monge, Laplace, Guyton-Morvaux, et après eux Vauquelin, Chaptal, Gay-Lussac, Thénard, Ampère, Dulong, Chevreul et tant d'autres, avaient prodigieusement étendu son domaine. Là une découverte devenait le germe fécond de mille autres ; l'Angleterre, la Suède et l'Allemagne se disputaient la palme avec les noms de Davy, de Wollaston, de Berzélius ; la France tenait le premier rang. Chaque mois voyait éclore des faits nouveaux, et d'un fait nouveau sortaient de nouvelles découvertes.

Au commencement de notre siècle, la mort de Werner et de Haüy laisse deux écoles nombreuses et rivales s'enfoncer dans les entrailles de la terre pour en arra-

donner à la thériaque une couleur marron plus belle que la couleur noire que lui communique le sulfate de fer. Il croyait du reste que cette modification ne nuisait en rien aux propriétés du médicament.

cher ses pénibles secrets. En botanique, les heureux disciples de la méthode naturelle vont, sur les pas de de Jussieu et de Desfontaines, recueillir par tout le globe des plantes dont les fleurs ornent nos jardins et dont les fruits nourrissent nos villes et nos campagnes. Enfin la zoologie a vu ses grandes lois développées par les travaux de Cuvier, de Geoffroy-Saint-Hilaire, de Lamarck et de quelques autres hommes dont les noms et les écrits passeront à la postérité.

C'est à ce foyer éclatant que la science pharmaceutique moderne s'est éclairée à Paris principalement, avec le concours de l'école et de la société de pharmacie. Je vais retracer ici l'exquisse rapide de plusieurs membres de cette utile association. Deyeux et Parmentier ajoutèrent à leurs belles expériences sur le sang et le lait, celles sur les végétaux nourrissants, sur le maïs, la pomme de terre et le sirop de raisins qui rendirent de si grand services dans ces temps de disette et de discorde. Les ingénieuses recherches de Vauquelin composeraient à elles seules un livre; la chimie animale lui doit ses plus profondes découvertes, soit dans la connaissance des calculs urinaires, soit pour la composition de plusieurs humeurs animales, soit pour l'analyse de divers tissus organiques. Emule de Klaproth et de Vauquelin, Laugier a mérité, par des analyses savantes de minéraux et d'autres substances, la louange non suspecte de Berzélius; l'examen chimique d'une foule de produits végétaux commencée en Allemagne, par Bucholz, Hermbstœdt, Westrumb, Meissner et Trommsdorff surnommée le Nestor des pharmaciens allemands, s'est rapidement élevé, de nos jours, à un degré que l'on n'espérait pas atteindre ; la séparation des principes immédiats indécomposés a conduit à des découvertes inattendues d'une telle importance, entre les mains de plusieurs pharmaciens, que la médecine a changé par elles de moyens thérapeutiques. Ainsi la morphine entrevue dans l'opium par Derosne et Seguin, a été isolée par Sertuerner, lorsque Derosne en séparait la narcotine, et Robiquet qui s'est honoré par de belles analyses végétales et animales, a constaté, par des expériences délicates, la nature des alcalis végétaux et des sels de morphine, agent terrible ou salutaire plus encore que l'opium. Boullay reconnaissait alors la présence d'un alcali organique dans la coque du levant et plus tard dans les violettes ; mais dans ce genre de conquêtes, personne n'a poussé plus loin ses recherches que Pelletier et Caventou. Les beaux travaux sur la strychnine, la brucine, l'emétine, la vératrine et principalement les brillants résultats de leurs analyses de quinquinas, les ont placés à la tête de cette phalange d'hommes qui consacrèrent leur vie à des recherches utiles à l'humanité. Depuis leurs travaux sur ces précieuses écorces, la quinine, devenue le spécifique des fièvres intermittentes, est envoyée aux contrées d'où nous recevons le quinquina. Ainsi les nations ignorantes nous fournissent les matières brutes, et nous leurs rendons l'œuvre de la science et du talent.

Je citerais aussi les travaux de Bouillon-Lagrange et Vogel en chimie, de Cadet-Gassicourt en pharmacie ; les profondes recherches de Proust sur les oxydes métalliques, sur la fermentation et celles non moins curieuses de Braconnot formant du sucre avec des chiffons ; les travaux de Henry père sur les préparations d'iode, sur les eaux minérales et sur diverses substances végétales telles que le guy, plante sacrée de nos anciens Druides ; les observations exactes de Robiquet sur les arômes, sur l'acide cyanhydrique. Alors Planche a extrait du soufre des plantes qui en paraissaient le plus exemptes ; Bonastre, qui a présenté une série d'expériences sur les résines, a remarqué la phosphorescence et la cristallisation de quelques sous-résines ; Vauquelin a vu que le fer se trouvait dissous dans quelques eaux minérales par la présence de l'hydrogène sulfuré, et un grand travail sur les ipécacuanha a été fait par M. Lemaire-Lisancourt.

Nous devons citer aussi honorablement les laborieuses recherches de M. Guibourt sur la matière médicale ; les travaux de M. Bussy et les expériences de M. Chevallier, qui nous mettent à même de découvrir en peu de temps et avec facilité les altérations et les falsifications des substances alimentaires trop communes et trop impunies de nos jours. C'est grâce aux travaux de MM. Chevallier et Gaultier de Claubry sur la toxicologie que nous pouvons éclairer avec certitude la justice, en retrouvant des traces presque inperceptibles des substances qui ont servi à l'accomplissement d'un crime.

C'est ainsi que les sciences pharmaceutiques sèment leurs bienfaits dans la vie sociale ; elles déposent leurs germes féconds dans une foule d'arts inférieurs pour en fertiliser les applications les plus salutaires à l'hygiène publique. Le chimiste, occupé des grands principes de la science, fonde souvent de brillantes théories, quelquefois d'illustres erreurs ; le pharmacien, fidèle à la vérité des expériences journalières, voit de plus près ces faits sous toutes leurs faces, et sa longue pratique lui dévoile presque toujours des résultats importants ; qui ne connait aujourd'hui l'emploi du chlorure de chaux ou de soude, ce puissant moyen de désinfection qui anéantit sur le champ les miasmes les plus funestes exhalés par les matières animales en putréfaction ? Qui n'a point appris par la pharmacie les moyens de conserver les substances alimentaires ? Les huiles, les savons améliorés dans le midi de la France, les vins et les eaux-de-vie mieux préparés d'après les conseils de Chaptal s'exportent dans toutes les régions du globe ; le blanchissage, l'extraction de la soude, du sel marin, du sucre, les teintures, les parfums, les liqueurs, une foule innombrable d'objets enfin constituent autant d'arts particuliers que tous puisent aux sources pharmaceutiqnes.

La pharmacie a fait en ce siècle d'importants progrès et a pris le pas sur la thérapeutique, avantage qu'elle doit à ce qu'elle est plus en dehors des théories et n'est pas autant gênée dans ses observations par une multitude d'éléments éminemment variables. Comme la pharmacie est, à proprement dire, une application continuelle de l'histoire naturelle, de la chimie et de la physique, elle a pu prendre les allures de ces sciences, en suivre les progrès et se les approprier. Les communications par la presse périodique éclairent continuellement les esprits ; la lumière, réfléchie sans cesse entre Paris, Londres, Édimbourg,

Berlin et tant d'autres foyers en Allemagne et en Russie, fait jaillir ses rayons jusqu'aux confins du Nouveau-Monde; mille journaux scientifiques se croisent sur toutes les routes, et dans le vaste réseau de leur correspondance parsèment en tous lieux le savoir et les procédés ingénieux qui se multiplient et s'agrandissent. Des hommes instruits, formés à l'application des principes qui servent de guide dans les recherches scientifiques, ont travaillé à la faire progresser; il en est résulté de nombreuses observations, des analyses savantes qui ont fait connaître la composition des médicaments simples et une histoire comparative et satisfaisante des préparations dans lesquelles on les fait entrer.

Tous ces progrès n'ont pas cependant profité à la médecine autant qu'on pourrait le croire, parce qu'ils ont été consignés, pour la plupart, dans des ouvrages que les médecins ne lisent guère et où il leur serait difficile de les reconnaître au milieu des formules multipliées où ils sont enfouis, et qui vont augmentant sans cesse. J'ai déjà dit comment l'ancienneté de la matière médicale avait accru outre mesure le nombre des médicaments; le travail de chaque jour vient y ajouter encore; mais si de loin en loin il fait surgir quelques heureuses acquisitions, son résultat le plus habituel est de donner le jour à une foule de formules qu'une saine critique aurait dû écarter aussitôt, qu'on accepte cependant sans plus d'examen, et qui jouissent d'une vogue plus ou moins prolongée. C'est qu'il est des gens qui s'industrient à créer des formules pour attirer sur eux l'attention et dans un intérêt de lucre ; il en est d'autres qui, plus innocemment sans doute, s'imaginent qu'ils marchent à l'illustration en appliquant à tort et à travers, à quelque substance plus ou moins ignorée, toutes les formes qu'un médicament peut revêtir. Les auteurs des traités de pharmacie ont dû faire place à cette cohue, car ils écrivaient pour des pharmaciens qui n'ont pas à s'enquérir, dans l'application, de la valeur réelle des médicaments, mais qui sont appelés à les préparer quand ils sont prescrits. Or, tant que l'universalité des médecins n'aura pas appris à faire justice d'une foule de médicaments inutiles ou surannés, force sera aux pharmaciens de les préparer et aux traités de pharmacie de leur enseigner à les faire. Dans cette réforme nécessaire (et ce n'est pas une petite tâche) il faut cependant se garder d'aller trop loin, pour ne pas laisser le médecin dans l'embarras. Il est nécessaire de lui conserver un nombre assez grand d'agents actifs, pour faire face à toutes les indications et pour qu'il puisse au besoin substituer un médicament à un autre, tantôt pour satisfaire à quelque exigence d'idiosyncrasie, tantôt pour contenter, par un changement simulé de médication, l'impatience d'un malade disposé à accuser d'insuffisance un remède longtemps prescrit. Quelquefois même le médecin a besoin de gagner du temps et de faire croire à un traitement actif, alors qu'il attend des seuls effets de la nature une réaction salutaire.

Il y a aujourd'hui une question importante à résoudre, qui a été tranchée par quelques personnes, et qui, dans le fait, ne peut toujours recevoir une solution uniforme : les propriétés que l'on recherche dans un médicament d'origine organique étant dues à un ou à un petit nombre de principes, n'est-il pas naturel d'en conclure qu'il y a avantage à extraire ces principes et à les administrer de préférence à la substance dont on les a extraits? En théorie, l'action médicale sera la même; l'administration sera plus facile, puisque le volume sera moindre, et les dosages auront une régularité et une certitude qu'il est impossible d'obtenir avec la matière première, toujours variable dans la proportion de ses composants. La digitaline prendra la place de la digitale, le sulfate de quinine remplacera le quinquina, la strychnine fera oublier les préparations de noix vomique. Ainsi l'on a raisonné et souvent agi; mais si l'on a eu raison quelquefois, l'expérience, qui juge en dernier ressort, a suffisamment démontré que dans cette question difficile, il faut apporter plus de circonspection.

Je prends comme exemple la noix vomique, précisément parce que je suis porté à croire que la strychnine peut la remplacer avantageusement ; et cependant je suis forcé de garder des doutes, car l'identité d'action de la strychnine et de la brucine est appuyée sur des expériences qui ne sont ni assez nombreuses ni assez probantes; et de plus, il faut faire intervenir l'action puissante, mais à peine connue, de l'igazurine, qui accompagne les deux autres alcaloïdes dans la noix vomique.

L'aconitine représente-t-elle l'aconit? Non, car les effets physiologiques et médicamenteux de la plante ne sont pas pareils à ceux de l'alcaloïde que les chimiste en ont extrait. La salicine vaut-elle l'écorce de saule? Non assurément, car l'écorce de saule est plus fébrifuge que la matière cristalline amère que l'on en retire. Le sulfate de quinine lui-même rend-il inutiles les préparations de quinquina? Non assurément encore, car s'il est un précieux médicament, et si sa découverte a été une des plus heureuses acquisitions de la thérapeutique moderne, il est loin cependant de se prêter à toutes les indications qui réclament l'usage de la précieuse écorce du Pérou. A ne le considérer même que comme fébrifuge, il ne ferait pas encore oublier tout à fait le quinquina. Si le sulfate et les autres sels solubles de quinine sont plus appropriés à une absorption rapide, s'ils n'ont pas d'égaux, quand le salut du malade est dans la rapidité de l'action médicatrice, s'ils sont toujours d'une administration plus commode, il faut bien convenir que leur emploi continu fatigue les voies digestives plus que celui des combinaisons naturelles du quinquina, celles-ci n'éprouvent qu'une absoption lente qui commence dans l'estomac et se continue dans les dernières parties du canal intestinal, tandis que les autres agissant instantanément sur les parties où elles sont déposées, y sont aussitôt absorbées et causent des désordres qui se traduisent par des céphalalgies, une chaleur à l'estomac ou souvent encore une surdité momentanée. Il est d'ailleurs des fièvres qui résistent au sulfate de quinine et qui cèdent au quinquina, soit alors que le concours des principes tanniques soit nécessaire ou que peut-être aussi l'association des deux alcaloïdes, quinine et cinchonine, puisse faire ce qui est impossible à chacun d'eux séparément.

Des considérations d'un autre ordre peuvent s'opposer aussi à la substitution d'un principe actif à la plante entière; en particulier l'opportunité de faire cette substitution et le renchérissement du médicament qu'il ne faut pas oublier dans l'intérêt des malades. Pourquoi, par exemple, remplacerait-on l'ipécacuanha par l'émétine, quand l'émétine coûte un prix exorbitant, quand l'ipécacuanha est d'une administration facile et quand il est donné d'ordinaire à des doses fractionnées jusqu'à ce que l'effet utile ait été produit ?

Il est d'ailleurs une raison qui doit rendre circonspect, c'est que la chimie n'est pas tellement avancée, les chimistes ne sont pas tellement habiles, qu'il ne reste rien à dire sur la composition des substances qu'ils ont analysées. De même que les progrès de la science font découvrir chaque jour dans les eaux minérales des principes dont la présence avait échappé à des hommes souvent des plus habiles, de même le dernier mot n'est pas dit sur la composition des médicaments dont l'analyse nous paraît la plus satisfaisante. Acceptons donc les produits que la chimie nous donne et sachons les utiliser ; mais apportons une grande réserve dans la pratique et ne nous hâtons pas de faire abandonner les médicaments consacrés par un long usage, avant d'être bien sûrs d'avoir conservé tous leurs avantages dans les principes que l'on en a séparés.

Il me reste un mot à dire sur une plaie bien profonde qui ronge la pharmacie depuis quelques années : je veux parler des remèdes secrets. Plusieurs voix puissantes se sont élevées avec force contre cet odieux charlatanisme qui exerce sa spéculation sur la santé publique ; elles ont été impuissantes pour faire cesser ce mal : il ne fait qu'augmenter de jour en jour. Espérons que le gouvernement, dont l'attention est éveillée par les réclamations de la Société de pharmacie qui s'est déjà occupée de cette question, y mettra ordre par de sages mesures et fera justice de tous ces prétendus remèdes qui font l'objet d'un honteux trafic.

Chaque fois qu'il s'est agi de progrès scientifiques, la France a toujours brillé au premier rang ; plusieurs professeurs de l'Ecole de pharmacie ont pris dans ces derniers temps une large part dans les progrès de notre art ; leur zèle infatigable et leur amour de la vraie gloire nous ont instruits ; leurs doctes leçons nous permettront bientôt, devenus riches de leurs travaux et des nôtres, de marcher dans la voie qu'ils nous auront ouverte et de nous rendre utiles à l'humanité.



FIN.

Paris, — Imprimé par E. Thunot et C^e, rue Racine, 26.

www.ingramcontent.com/pod-product-compliance
Ingram Content Group UK Ltd.
Pitfield, Milton Keynes, MK11 3LW, UK
UKHW032024260826
14628UKWH00006B/2720

9 782019 639501